Schriften der Mathematisch-naturwissenschaftlichen Klasse
der Heidelberger Akademie der Wissenschaften
Nr. 3 (1998)

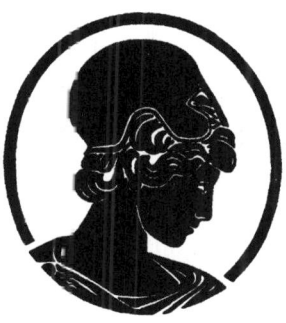

Springer-Verlag Berlin Heidelberg GmbH

Hans Mohr

Technikfolgenabschätzung in Theorie und Praxis

vorgetragen am 06. 06. 1998

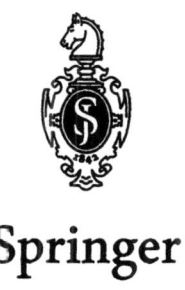

Springer

Professor Dr. Hans Mohr
ehem. Vorstandsmitglied der Akademie
für Technikfolgenabschätzung in Stuttgart
Schänzlestraße 1
79104 Freiburg

Die „Sitzungsberichte der Heidelberger Akademie der Wissenschaften –
Mathematisch-naturwissenschaftliche Klasse" haben von nun an die
geänderte Bezeichnung
„Schriften der Mathematisch-naturwissenschaftlichen Klasse der
Heidelberger Akademie der Wissenschaften."
Die Zählung ist nunmehr fortlaufend – beginnend mit 1 – ,
d. h. nicht mehr jahrgangsweise.
Die Supplemente werden mit den „Sitzungsberichten" unter dem neuen
Reihentitel vereinigt.

Die Deutsche Bibliothek – CIP-Einheitsaufnahme

Mohr, Hans:
Technikfolgenabschätzung in Theorie und Praxis / Hans Mohr. -
Berlin ; Heidelberg ; New York ; Barcelona ; Hongkong ; London ;
Mailand ; Paris ; Singapur ; Tokio : Springer, 1998
(Schriften der Mathematisch-Naturwissenschaftlichen Klasse ; Nr. 3)

ISBN 978-3-540-65214-4   ISBN 978-3-642-58855-6 (eBook)
DOI 10.1007/978-3-642-58855-6

Dieses Werk ist urheberrechtlich geschützt. Die dadurch begründeten Rechte, insbesondere die der Übersetzung, des Nachdrucks, des Vortrags, der Entnahme von Abbildungen und Tabellen, der Funksendung, der Mikroverfilmung oder der Vervielfältigung auf anderen Wegen und der Speicherung in Datenverarbeitungsanlagen, bleiben, auch bei nur auszugsweiser Verwertung, vorbehalten. Eine Vervielfältigung dieses Werkes oder von Teilen dieses Werkes ist auch im Einzelfall nur in den Grenzen der gesetzlichen Bestimmungen des Urheberrechtsgesetzes der Bundesrepublik Deutschland vom 9. September 1965 in der jeweils geltenden Fassung zulässig. Sie ist grundsätzlich vergütungspflichtig. Zuwiderhandlungen unterliegen den Strafbestimmungen des Urheberrechtsgesetzes.

© Springer-Verlag Berlin Heidelberg 1998
Ursprünglich erschienen bei Springer-Verlag Berlin Heidelberg New York 1998

Die Wiedergabe von Gebrauchsnamen, Handelsnamen, Warenbezeichnungen usw. in diesem Werk berechtigt auch ohne besondere Kennzeichnung nicht zu der Annahme, daß solche Namen im Sinne der Warenzeichen- und Markenschutz-Gesetzgebung als frei zu betrachten wären und daher von jedermann benutzt werden dürften.

Produkthaftung: Für Angaben über Dosierungsanweisungen und Applikationsformen kann vom Verlag keine Gewähr übernommen werden. Derartige Angaben müssen vom jeweiligen Anwender im Einzelfall anhand anderer Literaturstellen auf ihre Richtigkeit überprüft werden.

SPIN: 10695302   20/3143 - 5 4 3 2 1 0 - Gedruckt auf säurefreiem Papier

Inhalt

Zusammenfassung 1

Wir wissen um die Ambivalenz des technischen Fortschritts 1

Technikfolgenabschätzung 3

Kommunizieren an wen? 4

Der gesellschaftliche Diskurs als Aufgabe und Problem 4

Der Experte und das Expertendilemma 5

Expertentum und Politik 7

Wie kann man von der Wissenschaft her das Expertendilemma
strategisch unterlaufen? 8

Ein paradigmatisches TA-Projekt 9

TA-Arbeit im gesellschaftlichen Umfeld 12

Was kann Technikfolgenabschätzung im Endeffekt leisten? 14

Literatur 15

Zusammenfassung

Technik, die praktische Anwendung unseres Wissens, ist immer ambivalent. Technikfolgenabschätzung (TA) hat die Aufgabe, die erwünschten und die unerwünschten Technikfolgen, die Chancen und Risiken, zu beurteilen, vorrangig mit dem Ziel, die Rationalität politischer und individueller Entscheidungen zu erhöhen.

TA ist eine wissenschaftliche Disziplin. Sie stützt sich auf wissenschaftliche Kompetenz und richtet sich nach den Standards der Wissenschaft. Aber TA ist keine allein wissenschaftliche Herausforderung. Sie stellt zugleich eine gesellschaftliche Aufgabe dar, die Politikberatung und den Diskurs mit der Öffentlichkeit einschließt.

TA „lebt" von der fachlichen Kompetenz und vom Ansehen der beteiligten Experten. Deshalb ist TA sehr anfällig gegenüber dem Experten- (oder Gutachten-)dilemma. Damit meint man den Umstand, daß zu einem Problem verschiedene Stellungnahmen eingeholt werden, die zu unterschiedlichen Resultaten gelangen. Glücklicherweise wurden in den letzten Jahren Verfahren entwickelt, die es erlauben, dem wissenschaftsinternen Gutachtendilemma beizukommen. Die politische Variante des Expertendilemmas – ein Expertenurteil wird von politischen Rücksichten bestimmt – stellt jedoch für die TA als Wissenschaft nach wie vor eine Belastung dar.

Die Rolle des Experten im politischen System muß eindeutig definiert bleiben. Wissenschaftliche Experten und politische Entscheider sind für unterschiedliche Dimensionen kompetent und verantwortlich, die Experten für die Güte des Expertenurteils, die Politiker für die Güte der politischen Entscheidung.

An einem paradigmatischen TA-Projekt – Gentechnik-gestützte Biotechnologie als Grundlagen neuer Industrien in Deutschland – wird dargelegt, wie ein breit angelegtes, interdisziplinäres TA-Projekt geplant und ausgeführt wird. In diesem Kontext werden einige Konfliktsituationen beschrieben, mit denen die TA-Arbeit im gesellschaftlichen Umfeld konfrontiert ist. Was kann TA überhaupt leisten? Ist TA geeignet, den politischen Technikstreit schrittweise durch eine „Erwägungskultur" zu ersetzen?

Wir wissen um die Ambivalenz des technischen Fortschritts

Die Erforschung der Natur und darauf aufbauende technologische Innovation bilden die Grundlage unserer Kultur und unseres Lebens. Es gibt dazu keine Alternative. Für 6 oder 8 Milliarden Menschen gibt es kein „Zurück zur Natur". Wir haben uns längst in eine unauflösbare Abhängigkeit von der Wissenschaft begeben. Dies gilt sowohl in praktischer als auch in intellektueller Hinsicht.

Das von den Naturwissenschaften geschaffene Weltbild erwies sich in jeder Hinsicht als erfolgreich. Erfolgreich bedeutet theoretisch, daß dieses Weltbild wesentliche Sachverhalte der Welt mit robuster Zuverlässigkeit erklärt. Erfolgreich bedeutet praktisch, daß wir, getragen von diesem Weltbild, besser leben, weit besser als jemals Menschen vor uns gelebt haben. Wer dies nicht anerkennt, weiß nicht (oder will es nicht wissen), wie unsere Vorfahren gelebt und gelitten haben und wie die meisten von ihnen gestorben sind.

Aber wir sind verunsichert. Wir stellen uns, dringender als frühere Generationen, die Frage, wie es weitergehen soll. Wir waren noch nie so viele auf dem Planeten und in unserem Land, und wir haben noch nie soviel verbraucht. Wir leben von der Substanz. Wir bauen, global gesehen, weit weniger künstliches Kapital auf als wir natürliches Kapital (erneuerbare und nicht-erneuerbare Ressourcen) verbrauchen. Diese ökonomische Strategie ist nicht nachhaltig. Die Sorgen, die sich viele um die Zukunft machen, wurden nicht herbeigeredet. Sie sind begründet.

Wie soll es weitergehen?

Anstatt die Hoffnung auf neue Basisinnovationen und neue Wachstumsmodelle zu gründen, einen neuen Kondratieff anzuvisieren, richtet sich die Kulturkritik seit Ende der 60er Jahre *gegen* Wissenschaft und Technik.

Dem Homo investigans – dem Wissenschaftler ebenso wie dem Ingenieur – wird die Verantwortung für die drohende Entgleisung des zivilisatorischen Fortschritts aufgebürdet. Die Krise unserer wissenschaftlich-technischen Kultur, der Umstand, daß wir das richtige Maß nicht gefunden haben, wird dem naturwissenschaftlich-technologischen Fortschritt angelastet. Die Herrschaft der Rationalität sei ein Irrweg.

Die Wissenschaft hat auf die grundsätzliche Kritik an Ihrem Tun mit hoher Sensibilität reagiert. Die ethischen Implikationen der Gentechnik zum Beispiel, bis hin zu einem Moratorium, wurden von den Forschern bereits in voller Tiefe erörtert – in Asilomar 1974 – als Philosophen und Theologen das neue Zielgebiet noch gar nicht entdeckt hatten. Die Bevölkerungsexplosion, die drohende Energielücke, das Artensterben, das CO_2-Problem, das Ozonloch, die Störungen im Stickstoffkreislauf, die Gefährdung der Ozeane, der Umgang mit den neuen Retroviren...alles wurde in der Wissenschaft überraschend schnell auch zu einem moralischen Problem. Umso dringender stellte sich die Frage: Wie geht man aus dem Blickwinkel der Wissenschaft *systematisch* mit diesen Themen um?

Klar sind zunächst nur drei Sachverhalte:

- Wir sind, wenn wir die Zukunft gewinnen wollen, auf technischen Fortschritt angewiesen.
- Wir wissen um die Ambivalenz des technischen Fortschritts.
- Es gibt keine einfachen Antworten in einer pluralistischen Welt, in der – mit Recht – die Präferenzen und die Ziele im Streite liegen.

Einfache Maximen finden zwar Widerhall, weil sie unserer Neigungsstruktur entgegenkommen, aber sie bringen in der Sache keine Lösungen. Der Philosoph

Hans Jonas zum Beispiel hat in seinem Buch „Das Prinzip Verantwortung" die Maxime verteidigt, daß wir, wenn begründete Zweifel bestehen in der heutigen Welt eine Handlung unterlassen müssen. Dem war entgegenzuhalten, daß nicht nur das Tun, sondern auch das Unterlassen Konsequenzen hat, die es zu verantworten gilt. Angewendet auf die aktuelle Gentechnik: Es genügt eben nicht, immer wieder zu prüfen, welche sachlichen und ethischen (Rest-)Risiken wir eventuell eingehen, wenn wir Gentechnik betreiben; man muß mit derselben Sorgfalt die Frage auf den Prüfstand bringen, welche Versäumnisse – sachliche und ethische – wir in Kauf nehmen, wenn wir auf Gentechnik in Medizin und Landwirtschaft verzichten.

Die Vorherrschaft der Negativprognose – darauf haben wir uns mit Hans Jonas schließlich geeinigt – bildet bei einer Entscheidung unter Unsicherheit kein hinreichendes Kriterium für verantwortliches Handeln.

Technikfolgenabschätzung

Eine neue wissenschaftliche Disziplin, von der man frische Konzepte in Richtung einer vernünftigen"Steuerung der Technikgenese" erwartet, ist die Technikfolgenabschätzung (TA). Technik, die praktische Anwendung unseres Wissens, ist immer ambivalent. Technikfolgenabschätzung hat demgemäß die Aufgabe, die erwünschten und die unerwünschten Technikfolgen, die Chancen und Risiken, zu beurteilen, vorrangig mit dem Ziel, die Rationalität politischer und individueller Entscheidungen zu erhöhen.

Dem Wildwuchs der Techniken, aber auch einer verwilderten Technikkritik, sollen rational begründete Ordnungsparameter einer Technikgenese entgegengesetzt werden. Als Leitsatz gilt, daß die neuen Technologien „besser" sein sollen als die alten. Damit ist nicht nur die wissenschaftliche Dimension angesprochen, sondern ebenso die Sozial- und Umweltverträglichkeit einer Technologie. Technikfolgenabschätzung hat also nicht nur die Aufgabe, die Auswirkungen vorhandener und absehbarer Technologien systematisch zu untersuchen, sondern darüber hinaus die Interdependenzen zwischen technischen und gesellschaftlichen Entwicklungen zu beurteilen.

Technikfolgenabschätzung, wie wir sie verstehen, ist eine genuin wissenschaftliche Disziplin. Sie richtet sich nach den Standards der Wissenschaft, aber Technikfolgenabschätzung ist keine allein wissenschaftliche Herausforderung. Sie setzt zwar wissenschaftliches Wissen voraus und stützt sich auf wissenschaftliche Kompetenz, doch stellt sie zugleich eine gesellschaftliche Aufgabe dar, die in der Politikberatung und im Diskurs mit der Öffentlichkeit bewältigt werden muß. Das bedeutet, daß im Falle der Technikfolgenabschätzung eine wissenschaftlich orientierte Analyse durch institutionalisierte Formen eines von außen gerichteten Diskurses ergänzt werden muß. Ohne eine derartige Ergänzung bliebe die Technikfolgenabschätzung ein gesellschaftlich weitgehend unverbindliches Element einer Selbsterforschung von Technik und Wissenschaft.

Daraus ergab sich ein Leitsatz für unsere Stuttgarter Akademie: Unsere Aufgabe besteht darin, unbeirrt von äußeren Rücksichten herauszufinden, was sich nach wissenschaftlichen Kriterien über Technikfolgen sagen läßt, und diese Erkenntnis angemessen zu kommunizieren.

Kommunizieren an wen?

Politische Entscheidungsgremien, die technische und ökonomische Entwicklungen ordnungspolitisch zu gestalten haben, sind auf Technikfolgenabschätzung angewiesen. Die professionelle politische Entscheidung ist in der heutigen Welt eine informierte Entscheidung. Die Komplexität einer auf Wissenschaft und Technologie gegründeten Kultur hat die intuitive Entscheidung obsolet werden lassen. Technikfolgenabschätzung soll wissenschaftliche Ergebnisse und Expertenwissen für politische Entscheidungen nutzbar machen und ist damit im Spannungsfeld zwischen Wissenschaft und Politik bzw. Wissenschaft und Öffentlichkeit angesiedelt. Die Erfahrung zeigt, daß gelegentliche öffentliche Anhörungen von Experten oder politisch besetzte Enquête-Kommissionen die Aufgabe einer systematisch arbeitenden Technikfolgenabschätzung nicht wahrnehmen können. Technikfolgenabschätzung kann heutzutage nicht mehr nebenbei geleistet werden. Sie bedarf der Professionalisierung und einer angemessenen Institutionalisierung.

Demgemäß wurden in den letzten Jahren in verschiedenen Ländern Beratungskapazitäten in Form institutionalisierter Technikfolgenabschätzung aufgebaut. Die Konzeptionen dieser TA-Institutionen variieren. Sie fungieren entweder als Beratungsstellen für Regierungen und Parlamente oder sind als unabhängige Einrichtungen organisiert, wie zum Beispiel die Akademie in Stuttgart. Diese Unabhängigkeit von Partialinteressen ist nach meinen Erfahrungen unabdingbar.

Der gesellschaftliche Diskurs als Aufgabe und Problem

Technologische Entwicklungen sind mit gesellschaftlichen Prozessen rückgekoppelt. Aus diesem Grund hat die Akademie für Technikfolgenabschätzung in Baden-Württemberg satzungsgemäß neben den Aufgaben, Technikfolgen zu erforschen und diese Folgen zu bewerten, als dritte Aufgabenstellung, eine gleichrangige Berücksichtigung wissenschaftlicher und gesellschaftlicher Aspekte bei der Technikgestaltung zu gewährleisten. Wie können Technologieentwicklungen sozial- und umweltverträglich gestaltet werden? Wie können wir das Lebenswohl der Menschen sichern, ohne die Umwelt oder die Wirtschaft zu ruinieren? Diese Fragen schließen die Sorge um den sozialen Frieden ein. Ohne gesellschaftlichen Frieden wird es keine Schonung der Ressourcen und der Umwelt geben. Bei den Projekten der Akademie wird – über die Kontakte mit der Politik hinaus – eine gesellschaftliche Rückkoppelung deshalb gesucht, weil eine Verständigung über technologische Entwicklungen mit den Menschen im Lande argumentativ erreicht werden muß. Man nennt diesen Prozeß den gesellschaftlichen Diskurs. Wir müssen diesen Diskurs führen, sachlich kompetent und unbeirrt von parteipolitischen Rücksichten. Wir leben in einer pluralistischen Demokratie, in der die Ziele und Werte im Streit liegen. Wir betreiben Technikfolgenabschätzung in einer pluralistischen Gesellschaft für eine pluralistische Gesellschaft.

Die aus Technikfolgenabschätzung entstehenden Einsichten werden nur dann politische Geltung erlangen, wenn sie den Entscheidungsträgern in Wirtschaft und Politik *und* der Mehrheit der Bürger schließlich einleuchten. Es wird uns nicht gelingen, das Vertrauen aller zu gewinnen, aber wir brauchen die Zustimmung der Mehrheit, wenn es um die rationale Kontrolle der Technikentwicklung geht. Die Akademie ist somit in die Pflicht genommen, geeignete Diskursverfahren und -formen zu entwickeln und anzuwenden.

Der Umstand, daß der „öffentliche Diskurs" mit gesellschaftlichen Gruppen zu den genuinen Funktionen der Akademie gehört, darf nicht dahin interpretiert werden, daß wir die Souveränität der legitimen Entscheidungsträger anzweifeln. Wir betonen eher das Gegenteil: Nicht „gesellschaftliche Gruppen" oder „Räte", sondern der verfassungsgemäße Souverän trifft die Entscheidung und trägt die Verantwortung!

Dieses Credo steht in einer offenen Gesellschaft nicht im Gegensatz zu dem Bemühen, die Ergebnisse wissenschaftlich begründeter Technikfolgenabschätzung nicht nur den Routiniers in Wirtschaft und Politik, sondern auch den Menschen im Lande nahe zu bringen.

Der Experte und das Expertendilemma

Technikfolgenabschätzung „lebt" von der fachlichen Kompetenz und vom Ansehen der beteiligten Experten. Experten sind, so hat es seinerzeit Heinz Maier-Leibnitz als Präsident der Deutschen Forschungsgemeinschaft formuliert, „der größte Schatz, den ein Land in der heutigen Welt besitzen kann". Doch das Image der Experten leidet unter dem Expertendilemma. Mit Expertendilemma (oder Gutachtendilemma) meint man die Situation, daß zu einem Problem verschiedene Stellungnahmen eingeholt werden, die zu divergierenden, nicht selten zu widersprüchlichen Resultaten kommen. Die Öffentlichkeit gewinnt bei einer solchen Sachlage leicht den Eindruck, wissenschaftliche Rationalität sei eine höchst fragwürdige Instanz.

Ein in der Freiburger Region einflußreicher Journalist kommentierte Ende Mai 1986 eine einschlägige Expertenbefragung vor dem Freiburger Gemeinderat mit dem lapidaren Statement: „Kein Zweifel, die Wissenschaft hat nach Tschernobyl durch ihre Inkompetenz noch mehr Kredit und Vertrauen verspielt als die Politik. Die Expertenmeinungen der Wissenschaftler sind in ihrer Widersprüchlichkeit wertlos." Aus meiner Erwiderung an den Journalisten ein paar Tage später einige Zitate: „Widersprüche zwischen Wissenschaftlern, die als Sachverständige auftreten, hat es immer gegeben. Man spricht von einem Gutachtendilemma und meint den Umstand, daß zu einem Projekt verschiedene Gutachten eingeholt werden, die zu divergierenden Ergebnissen kommen. Wenn es sich um ‚beweisfähige Wissenschaft' handelt – und nur diese Art von Wissenschaft habe ich im Auge –, kann ein solcher Widerspruch nur dadurch zustande kommen, daß mindestens einer der Kontrahenten mehr behauptet, als er wissenschaftlich beweisen kann. Das Problem wird in der Wissenschaft üblicherweise dadurch gelöst, daß die Gutachter, von denen entgegengesetzte Gutachten vorliegen, zur Zusammenarbeit (z.B. zu einem Punkt-für-Punkt-Vergleich) veranlaßt werden, mit dem Ziel, die Prämissendeutlichkeit zu erhöhen und die Diskrepanzen auf den Punkt zu bringen. Solange nur fachlich kompetente und moralisch integre Personen in die Kontroverse verwickelt sind, wird sich stets eine Lösung finden – ‚und sei es der Verzicht auf eine Aussage aus Unkenntnis oder aus prinzipiellen Erkenntnisgrenzen –, weil jede Partei weiß, daß in der Wissenschaft einander entgegengesetzte Aussagen nicht gleichzeitig wahr sein können."

Was tut die Wissenschaft in praxi, um dem Gutachtendilemma beizukommen?

Die Antwort der Wissenschaft auf ihre Unzulänglichkeiten kann nur darin bestehen, durch immer bessere experimentelle und theoretische Methoden die tatsächlichen Befunde von den Täuschungen zu trennen. Zu den neuen Methoden rechnen wir den Punkt-für-Punkt-Vergleich, überlappende Gutachten, Konvergenzstrategien, die Meta-Analyse. Es gehört zu den glücklichen Erfahrungen der letzten Jahre, daß man mit diesen neuen Verfahren dem Gutachtendilemma wissenschaftsintern wirklich beikommen kann.

Vom Expertendilemma gibt es allerdings eine zweite, eine politische Variante: Es kommt vor, daß das Expertenurteil von politischen Rücksichten bestimmt wird. Besonders bedenklich ist die in Deutschland bereits institutionalisierte Nominierung von Gegenexperten als Form des politischen Protestes (zum Beispiel die „Gesellschaft für Strahlenschutz"). Zur Schöpfung dieser Expertenspezies kommt es vor allem dann, wenn technologische Problemstellungen in politische Konflikte und polarisierte Überzeugungsmuster hineingeraten. Beispiele sind die Nutzung der Kernenergie, die Gentechnik-gestützte Biotechnologie, die neuen Informations- und Verkehrstechnologien, aber auch neue Technologien in der Medizin und in der Lebensmittelindustrie. Aktuelle Themen, die gegenwärtig (Juli '98) Experten und Gegenexperten auf den Plan rufen, lauten „Grenzwerte beim Strahlenschutz" und „krankmachende Wirkung des Elektrosmogs". In dieser Lage führen einerseits das journalistische Ausgewogenheitsprinzip, andererseits die journalistische Vorliebe für personalisierte Konfliktinszenierungen zu Ernennung und Gebrauch von medialen Gegenexperten auch dann, wenn deren Expertise mehr als fraglich ist.

Die Etablierung von Gegenexperten wird dadurch begünstigt, daß sich die *öffentliche* Rekrutierung von Experten vor allem über die Zuschreibung von Expertstatus durch die Medien vollzieht. Die Wissenschaften, so habe ich aus einer Studien von Friedhelm Neidhardt gelernt, beeinflußen diese Kooptation nur wenig. Die in der Regel geringe Disziplinenkontrolle bei der Expertenbestellung hat die Folge, daß Expertstatus und fachliche Kompetenz im Durchschnitt nur mäßig korrelieren.

Medienexperten verzeichnen ihre größten Erfolge bei Phantomrisiken. Mit dem Ausdruck Phantomrisiken (vom englischen phantom risks) meint man solche Ursache-Wirkungs-Beziehungen, die als Gefahr empfunden werden, deren Existenz aber unbewiesen und in der Regel unbeweisbar ist. Viel diskutierte Beispiele für Phantomrisiken sind die „Cancerogene Wirkung von Elektrosmog", die „Erhöhung der Leukämieinzidenz im Einzugsgebiet von Kernkraftwerken" oder die für den Fachmann nicht nachvollziehbaren „Risiken" bei der Freisetzung transgener Pflanzen.

Expertentum und Politik

Die methodische Objektivität impliziert, daß keine außerwissenschaftlichen Kräfte, Meinungen und Wertungen die Grundsätze des wissenschaftlichen Forschens und die Ergebnisse beeinflussen dürfen. Der Wissenschaftler hat sich, solange er forscht oder lehrt, von ideologischen und weltanschaulichen (besonders parteipolitischen) Vorgaben gänzlich freizuhalten und sie gegebenenfalls als solche aufzudecken und zurückzuweisen. Der parteiische Experte – wie ihn der Begriff „Gegenexperte" impliziert – ist in der Tat ein logischer und moralischer Widerspruch in sich. Aber: Der leidenschaftslose, nur der Erforschung der Wahrheit hingegebene (Natur-) Wissenschaftler ist eine Karikatur. Die herausragenden Wissenschaftler waren in der Regel auch eigenwillige und herausragende Menschen, verbunden mit der Welt, eingefügt in die Kultur ihrer Zeit, ebensoviel oder ebensowenig wie andere Bürger an den ideologischen und politischen Spannungen und Kämpfen ihrer Zeit interessiert.

Natürlich schließt der Homo investigans den Homo politicus nicht aus. Natürlich kann der Wissenschaftler absichtlich und überlegt aus dem Expertenkreis heraustreten und sich politisch äußern, aber er muß dies klar markieren und deutlich erkennen lassen, wenn er als Homo politicus auf politische Zustimmung zielt und wenn er als Homo investigans ein Expertenurteil abgibt. Dies aus gutem Grund: Es ist eine alte Erfahrung, daß wissenschaftliche Kompetenz und politische Weisheit nicht Hand in Hand gehen. Fachliche Kompetenz und wissenschaftlicher Ruhm bilden keinen hinreichenden Grund für eine ungewöhnliche politische Urteilskraft.

Die Rolle des Experten im politischen System muß eindeutig definiert bleiben. Manche Sozialwissenschaftler favorisieren das Modell, daß Politikberatung nicht mehr im Stil der Informationsvermittlung und dem anschließenden Entscheidungsprozeß abläuft. Kennzeichnend für das bei Habermas als pragmatistisches Modell bezeichnete Beratungsverhältnis ist die partielle und temporäre Aufhebung der Trennung von Berater- (Experten-) und Entscheiderrolle. Nach dem Soziologen-Modell entstehen grundlegende Entscheidungen durch Verhandlungen, in denen die Wissenschaft mit ihren Vertretern neben anderen eingebunden ist. Im Sinne von kooperativen Akteuren treten in diesem Verhandlungssystem Wissenschaftler als Mitentscheider auf, was sowohl ihre faktische Rolle als auch ihr Selbstverständnis betrifft.

Mit dieser Beschreibung der kooperativen Praxis wird der entscheidende Punkt verwischt: die Zuordnung von Kompetenz und Verantwortung. Wissenschaftliche Experten und politische Entscheider sind für unterschiedliche Dimensionen kompetent und verantwortlich, die Experten für die Güte des Expertenurteils, die Politiker für die Güte der politischen Entscheidung. Ich kann nur dringend raten, diese Distinktion zu respektieren. Sie bildet die Grundlage für das praktische Funktionieren von Demokratie in der modernen, von Technologie geprägten Welt.

Wie kann man von der Wissenschaft her das Expertendilemma strategisch unterlaufen?

In der Regel setzen wir auf eine „Konvergenzstrategie", die aus dem klassischen Delphi-Verfahren entstanden ist. Das Delphi-Verfahren ist eine Form der mehrstufigen Expertenbefragung, die bereits in den vierziger Jahren von der RAND-Corporation entwickelt wurde. Das Ziel ist die konvergierende Zusammenführung von Expertenmeinungen. Man geht davon aus, daß sich die Spannweite der Expertenmeinungen mit der Zeit verengt, da sich die überzeugendsten Argumente in dem Kreis der Befragten allmählich durchsetzen. In einem mehrfach rückgekoppelten Prozeß wird dies von uns in Form von iterativen Gutachten und zusammenführenden Expertengesprächen („Workshops") organisiert. Das Verfahren ist aufwendig, aber bei umstrittenen Technologien, z.B. Gentechnikgestützter Biotechnologie oder Nutzung der Kernenergie oder Nutzung der begrenzten Wasservorräte in Deutschland, unumgänglich. Auf der Grundlage der Expertengespräche und der Gutachten – also mit dem Rückenwind der maßgebenden Fachleute – treten wir dann in den politischen und gesellschaftlichen Diskurs ein.

Der Gegenexperte hat bei diesem procedere keine Funktion und keine Chance.

Natürlich steuern wir damit keine Expertokratie an: Wissenschaftliche Experten und politische Entscheider sind – wie gesagt – für unterschiedliche Dimensionen verantwortlich, die Experten für die Güte des Expertenurteils, die Politiker für die Güte der politischen Entscheidung, in die mehr einfließt als Expertenwissen.

Natürlich treten Spannungen zwischen der Expertenebene und der politischen Ebene auf, wenn die politischen Instanzen das Expertenurteil mißachten.

Kürzlich erklärte mir ein maßgebender deutscher Politiker, seine Partei verantworte den Ausstieg aus der Kernenergie. Natürlich fragt man sich, ob ein anonymes, gesinnungsethisch argumentierendes Zweckbündnis „Verantwortung" überhaupt übernehmen kann, aber meine Kollegen und ich waren dennoch dankbar für das klare Statement. Es geht in der Tat um eine rein *politische* Verantwortung, die durch kein Expertenvotum gedeckt ist. Ein Ausstieg aus der Kernenergie zum jetzigen Zeitpunkt wird von der überwältigenden Mehrheit der Experten für falsch gehalten, z.B. von der europäischen Kernenergiegesellschaft, einer Vereinigung vonn 20 600 Wissenschaftlern und Ingenieuren, oder von der

Deutschen Physikalischen Gesellschaft, deren politische und wirtschaftspolitische Neutralität kaum jemand in Frage stellen wird.

Einige einflußreiche Sozialwissenschaftler halten mir entgegen, der Experte klassischen Zuschnitts habe sich überlebt, „das politische System brauche aus Selbsterhaltungsgründen die Uneindeutigkeit in der Sachaussage". Ich gebe auch an dieser Stelle zu bedenken, daß die Probleme, die wir zu bewältigen haben, immer schwieriger werden. Dies hat mit der zunehmenden Komplexität der modernen Lebenswelt zu tun. Ich glaube nicht, daß es gute politische Praxis bedeutet, auf das kompetente Expertenurteil auch dann zu verzichten, wenn die Wissenschaft in der Lage ist, nach wissenschaftlichen Kriterien geprüftes und aufgearbeitetes Verfügungswissen anzubieten. Ich habe mich immer gegen jede Form von Expertokratie ausgesprochen, aber es wäre schierer Leichtsinn, „Wissen" und „Eindeutigkeit" auch dort geringzuschätzen, wo sie zu haben sind. In weiten Bereichen der Politik ist die Uneindeutigkeit ohnehin nicht zu vermeiden. Hier kommt es darauf an, adäquate Formen des Umgangs mit Nichtwissen zu kultivieren. Aber dies ist ein weites Feld und eher eine Aufgabe der politischen Philosophie als der Wissenschaft.

Ein paradigmatisches TA-Projekt

Ein Projekt, das repräsentativ für eine aktuelle Technikfolgenabschätzung sein dürfte, will ich Ihnen kurz vorstellen:

Gentechnik-gestützte Biotechnologie als Grundlage neuer Industrien in Deutschland? Diese Frage war der Ausgangspunkt für ein breit angelegtes, interdisziplinäres TA-Projekt.

Gentechnik ist die Summe aller Methoden zur Isolierung, Charakterisierung und gezielten Veränderung und Übertragung von Erbgut. Gentechnik wird vorrangig im Rahmen biotechnologischer Verfahren praktisch wirksam. Aber Biotechnologie ist weit mehr als Gentechnik.

Der Begriff Biotechnologie umfaßt die technisch gesteuerte Produktion organischer Substanz durch Lebewesen. Auch die gesamte moderne Land- und Forstwirtschaft, nicht nur mikrobielle Verfahren, zählen zur Biotechnologie. Biotechnologie bildet seit dem Neolithikum die Grundlage unserer Kultur. Die Biotechnologie hat eine 8000 Jahre alte Tradition – Landwirtschaft, Brot, Käse, Wein, Bier, Heilmittel –; Gentechnik gibt es seit 25 Jahren.

Die neue Biotechnologie – in Abgrenzung zur traditonellen Biotechnologie – zeichnet sich dadurch aus, daß sie gentechnische oder andere molekularbiologische Verfahren einsetzt, um die Produktion und technische Nutzung organischer Substanz zu optimieren. Die Attraktivität der neuen biotechnologischen Verfahren und Produktlinien liegt darin begründet, daß eine hohe Wertschöpfung bei einem relativ niedrigen Einsatz an Rohstoffen und Energie erzielt werden kann.

Technik, die praktische Anwendung unseres Wissens, ist immer ambivalent. Dies gilt auch für die Gentechnik: Sie weckt demgemäß nicht nur Erwartungen und Hoffnungen, sondern auch Befürchtungen und Ängste. Technikfolgenabschätzung – TA – hat auch hier die Aufgabe, die erwünschten und die unerwünschten Technikfolgen, die Chancen und Risiken, nach wissenschaftlichen Kriterien zu beurteilen und die erzielten Resultate in die Politikberatung und in den gesellschaftlichen Diskurs einzubringen. Bei neuen Technologien gilt es als erstrebenswert, sie frühzeitig so zu gestalten, daß die Vorteile genutzt und die Risiken klein gehalten werden.

In dem Projekt „Biotechnologie/Gentechnik als Grundlage neuer Industrien in Deutschland" verbindet sich probleminduzierte mit Technik-induzierter TA. Aus dem Blickwinkel der problem- oder sozialinduzierten TA lautet die Fragestellung: Die Strukturkrise in der Wirtschaft zwingt uns dazu, auf neue Industrien auszuweichen! Neue Arbeitsplätze können dauerhaft und in größerem Umfang nur durch Investitionen in zukunftsträchtige Industrien geschaffen werden. Bietet sich die neue Biotechnologie hier an? Aus dem Blickwinkel einer Technikinduzierten TA lautet die Fragestellung hingegen: Welche potentiellen Veränderungen in der biotechnologischen Produktion ergeben sich durch das Angebot neuer gentechnischer Verfahren? Wo liegen die Chancen, wo die Risiken? Welche Potentiale sind umzusetzen, welche Versprechungen und Erwartungen sind überhöht?

Der ordnungspolitische Rahmen für den Einsatz Gentechnik-gestützter Biotechnologie ist durch das Gentechnikgesetz (novelliert vom Bundestag am 3. Oktober 1993) abgesteckt. Ziel des Gesetzes ist es, den Schutz von Mensch und Umwelt sowie die Förderung der wissenschaftlichen und technischen Möglichkeiten der Gentechnik zu gewährleisten. Das Ergebnis der Novellierung war eine (bescheidene) Deregulierung des Gentechnikrechts und die Entbürokratisierung seines Vollzugs. Unser Projekt ging von den 1993 gesetzlich gegebenen Rahmenbedingungen aus, hinter denen eine jahrelange Risiko- und Akzeptabilitätsdiskussion stand. Auch bei der Technikfolgenabschätzung kann man nicht ständig alles erneut in Zweifel ziehen.

Wirtschaftspolitisch standen wir 1993 (wie heute) vor der Frage, in welchem Ausmaß auslaufende Industriezweige in unserem Land durch Zukunftstechnologien – dazu rechnen wir die neue Biotechnologie – zu ersetzen sind.

Im Blickpunkt stehen nach wie vor die Pharma- und Chemieindustrie, aber auch neue Ansätze in Land- und Forstwirtschaft, Ernährungsindustrie und Umweltbiochemie.

Jedes konkrete TA-Projekt sieht sich mit den Ansprüchen idealer TA-Konzeptionen konfrontiert. Um diesem Idealtypus zumindest nahe zu kommen, haben wir ein zweiphasiges Vorgehen gewählt. In einer ersten Phase wurden die Potentiale der Biotechnologie in Forschung und Entwicklung sowie die Potentiale möglicher Anwendungsfelder erfaßt. Gleichzeitig wurden die Bedingungen präzisiert, unter denen die Potentiale realisiert und biotechnologische Entwicklungen in eine umwelt- und sozialverträgliche Wirtschaftsweise eingebunden werden könnten.

Diese Punkte verdeutlichen bereits, daß es bei unserem Projekt um mehr ging als um eine rein naturwissenschaftlich-technologische Wenn-Dann-Analyse. Bei der Untersuchung mußte vielmehr der ökonomische, rechtliche und sozialwissenschaftliche Flankenschutz gewährleistet sein.

Dementsprechend wurde ein breites Spektrum an Experten aus Wissenschaft, Wirtschaft und praktischer Philosophie um ihre Mitwirkung gebeten. Die 34 Experten wurden – wie bei anderen Projekten auch – nach Kompetenz und wissenschaftlichem Rang ausgewählt. Das Arbeitsthema lautete: Neue Biotechnologie – eine Chance für neue Industrien? An die Fachleute aus der Wissenschaft erging die Frage: Was ist überhaupt möglich? Für die Fachleute aus der Wirtschaft lautete die Frage: Was von dem, was möglich ist, ist umsetzbar? – Und an die Fachleute aus den Sozialwissenschaften und der philosophischen Ethik stellten wir die Frage: Was von dem, was umsetzbar ist, ist wünschenswert?

Die erste Phase des Projekts baute auf Expertenwissen auf. Die Verknüpfung von Erfahrungswissen in dieser interdisziplinären Breite bedarf spezieller Verfahren des wissenschaftlichen Diskurses. Dazu gehört eine Konvergenzstrategie, die auf dem klassischen Delphiverfahren aufbaut. Das Delphi-Verfahren ist eine Form der mehrstufigen Expertenbefragung, die bereits in den vierziger Jahren von der RAND-Corporation entwickelt wurde. Das Ziel ist die konvergierende Zusammenführung von Expertenmeinungen. Man geht davon aus, daß sich die Spannweite der Expertenmeinungen mit der Zeit verengt, da sich die überzeugendsten Argumente in dem Kreis der Befragten allmählich durchsetzen. In einem mehrfach rückgekoppelten Prozeß wurde dies von uns in Form von iterativen, über mehrere Stufen verbesserten Gutachten und zusammenführenden Expertengesprächen („Workshops") mit Erfolg organisiert. So entstand schließlich unsere Studie „Biotechnologie – Gentechnik. Eine Chance für neue Industrien".

Die Ergebnisse der Studie lassen sich wie folgt zusammenfassen:

- Gentechnik-gestützte Biotechnologie ist im Prinzip akzeptabel.
- Es besteht ein akuter Bedarf an Gentechnik, vor allem bei der Entwicklung neuer Medikamente und in der Pflanzenzüchtung.
- Kosten-/Nutzen- und Risikoanalysen müssen produkt- und verfahrensspezifisch erstellt werden (wie bei anderen Technologien auch).
- Es ist mit unterschiedlicher öffentlicher Akzeptanz zu rechnen, z.B. bei Medikamenten, Enzymen, nachwachsenden Rohstoffen, Lebensmitteln.

Erst mit der Rückendeckung der Expertenrunde sind wir in einer zweiten Projektphase *zugunsten* der neuen Biotechnologie in den öffentlichen Diskurs und in die Politikberatung eingetreten, dann allerdings mit der angemessenen Bestimmtheit. Natürlich versuchen die in der Technikfolgenabschätzung Tätigen im öffentlichen Diskurs und bei der praktischen Politikberatung jenen Einsichten zum Durchbruch zu verhelfen, die sie für wissenschaftlich begründet halten. Im vorliegenden Fall hat unsere Politikberatung in Bonn zu den Empfehlungen des Technologierats und zu dem Bioregionenkonzept beigetragen; regional konnten wir die Einrichtung einer Biotechnologie-Agentur durch die Landesregierung erreichen, während die intensive Beratung von Verbänden und gesellschaftlichen Gruppen sowie der öffentliche Diskurs über Bürgerforen das Verständnis für die neue Biotechnologie im Lande wesentlich, vielleicht sogar entscheidend gefördert hat.

TA-Arbeit im gesellschaftlichen Umfeld

Die TA-Arbeit vollzieht sich an der Nahtstelle zwischen Wissenschaft und Politik (Öffentlichkeit). Dabei kommt es zwangsläufig zu einer Konfliktsituation zwischen den Personen und Institutionen, die TA produzieren und den Politikern, die Kraft ihres Amtes politische Einflußnahme als ihr Privileg ansehen. Es ist die Regel, daß die Ergebnisse wissenschaftlicher TA-Studien und Gutachten sich nicht mit den Meinungen bestimmter Einzelpersonen, gesellschaftlicher Gruppierungen oder Parteien decken. Davon dürfen wir uns nicht beirren lassen. Natürlich ist die operationale Autonomie unserer wissenschaftlichen Arbeit – die Unabhängigkeit von Partialinteressen – oberstes Gebot. Es geht bei TA-Studien ja nicht darum, bestimmten Auffassungen entgegenzukommen. Unsere Aufgabe kann nur darin bestehen, nach den Standards der Wissenschaft herauszufinden, was tatsächlich (wahrscheinlich, vermutlich) der Fall ist und dieses Wissen angemessen zu kommunizieren, unbeirrt von äußeren Rücksichten. Dies schließt die Verpflichtung ein, unzutreffende Meinungen über Sachverhalte explizit mit dem Verweis auf Expertenwissen zu korrigieren. Dabei müssen wir in Kauf nehmen, daß wir in das Spannungsverhältnis zwischen Regierung und Opposition hineingeraten, daß wir in Expertendilemmata verwickelt werden und daß betroffene Einzelpersonen, gesellschaftliche Gruppierungen oder Ministerien sich mit Methoden zur Wehr setzen, auf die wir als Wissenschaftler nicht eingestellt sind.

Die in der Politik zu beobachtende selektive Wahrnehmung der Ergebnisse von Technikfolgenabschätzung und die Mechanismen, die zu deren Akzeptanz oder Ablehnung führen, spielen auch bei anderen gesellschaftlichen Akteuren – Kirchen, Gewerkschaften, Umweltverbänden, Unternehmen – eine Rolle und führen dazu, daß auch eine institutionell unabhängige, neutrale Technikfolgenabschätzung nicht damit rechnen kann, auf einhellige Akzeptanz zu stoßen. In der täglichen Routine kommt es darauf an, pragmatisch nach Wegen zu suchen, die am ehesten eine politische Berücksichtigung wissenschaftlicher TA-Ergebnisse verheißen. Eine wirksame Politikberatung ist vor allem an jene TA-Experten gebunden, die als Mitglieder politischer Beratungsgremien, zum Beispiel Technologierat oder Innovationsbeirat, Vertrauen in das wissenschaftliche Argument aufbauen und auf dieser Vertrauensbasis die TA-Ergebnisse unmittelbar in das politische Subsystem einspeisen.

Gesellschaftliche Gruppen, die den Zukunftstechnologien skeptisch oder abweisend gegenüberstehen, fordern eine Mitwirkung an TA-Projekten. Wie läßt sich eine Partizipation von Nicht-Fachleuten in der TA-Praxis gestalten?

Für den Wissenschaftler ist der Umgang mit politischen Gremien und gesellschaftlichen Gruppen meist schwierig. Die ihm vertrauten Spielregeln der scientific community gelten nicht mehr. Eine Diskurskultur, dem „Workshop" vergleichbar, ist noch nicht etabliert. Die Debatten kosten Zeit und Nerven.

Wir können uns leicht darauf einigen, daß die Technik menschengerecht und sozial verträglich sein soll. Der endlose Streit beginnt jedoch bei der Frage, was menschengerecht und sozial verträglich ist.

Ein Beispiel: Bei der landwirtschaftlichen Produktion und besonders bei der Lebensmittelherstellung hält die reservierte oder ablehnende Haltung der deutschen Bevölkerung gegenüber gentechnischen Verfahren an. Gentechnik im Sektor Landwirtschaft/Lebensmittelherstellung sei nicht sozial verträglich. Für den Fachmann sind die Argumente, die auf diesem Sektor zur Akzeptanzverweigerung führen, nur schwer nachzuvollziehen. Natürlich stellen Lebensmittel, bei deren Produktion gentechnische Verfahren eine Rolle spielen, keine Gefahr für den Menschen dar, sonst würden aufgrund der Rechtslage in unserem Land diese Lebensmittel ja nicht zugelassen. Aber die Vorstellung, gentechnische Verfahren in der Lebensmittelproduktion bildeten eine Gefahrenquelle, läßt sich durch Sachargumente derzeit kaum beeinflußen. Die Fachleute müssen ein Klima des Vertrauens schaffen und neue Formen einer behutsamen Aufklärung entwickeln. Für die Vertrauensbildung spielen Emotionen offenbar eine ebenso wichtige Rolle wie das rationale Argument.

Die vielleicht größte Schwierigkeit bei der partizipativen Technikfolgenabschätzung ergibt sich aus dem folgenden Gegensatz. Einerseits wird gefordert: „Demokratische Technikgestaltung verlangt die Beteiligung der Betroffenen". Frei nach Jürgen Habermas: Diskurse leben von der egalitären Position der am Diskurs beteiligten Personen und vertrauen auf die Kraft der Argumente im gegenseitigen Dialog.

Andererseits ist das implizierte Sachwissen ein Expertenwissen geblieben. Es ist dem Sachwissen nicht gelungen, sich angemessen im Bildungskanon zu verankern. Die meisten Menschen haben kaum eine Ahnung von den Naturwissenschaften, und damit von den technologischen Kräften, von denen sie täglich leben und um die es in der Akzeptanzdebatte letztlich geht.

Die kollektive Verweigerung gegenüber dem Sachwissen hat generell Konsequenzen für die Qualität des öffentlichen Diskurses: Betroffenheit tritt an die Stelle von Kompetenz und Urteilsfähigkeit. Das entscheidende Postulat der Diskursethik, daß jeder Diskursteilnehmer als gleichberechtigte Person akzeptiert wird, erweist sich als unrealistisch. Trotzdem, im Endeffekt komme auch ich zu dem gleichen Schluß wie mein Berliner Kollege Wolfgang van den Daele: „Man muß damit rechnen, daß Konflikt, und nicht problemlose Akzeptanz und Harmonie, der gesellschaftliche Normalzustand innovativer Technik sein wird. Die Formen der Partizipation und der öffentlichen Thematisierung wissenschaftlich-technischer Innovationen müssen überdacht und verbessert, nicht aber abgeschafft werden."

Auch die diskursive Kommunikation unserer Ergebnisse hat herbe Enttäuschungen gebracht. Diskurse können dort keinen Erfolg bringen, d.h. zu einer Konvergenz der Standpunkte beitragen, wo die Teilnehmer prinzipiell nicht bereit sind, ihre Überzeugungen und Gewißheiten zur Disposition zu stellen. Wenn die Meinungen bereits derart polarisiert sind, daß eine Änderung gleichbedeutend mit dem Verlust an Selbstachtung oder einem Ausschluß aus der sozialen Gruppe wäre, sind unsere Chancen minimal.

Kürzlich erklärte mir eine Politikerin im Zusammenhang mit einer Diskursveranstaltung zur Gentechnik: „Ich kann es mir nicht leisten, von Ihnen Dinge zu lernen, die ich meiner Klientel prinzipiell nicht vermitteln kann."

Ob die Ergebnisse einer TA-Studie also überhaupt in die Alltagsroutine einer Partei eindringen können, hängt nicht von ihrer wissenschaftlichen Güte, sondern davon ab, ob sie in das vorgeprägte Überzeugungsmuster passen oder nicht.

Dies gilt nicht nur für politische Parteien, sondern auch für viele ad hoc-Gruppierungen. Die mit einer prinzipiellen Ablehnung unserer wissenschaftlichen Argumente in Sachen Gentechnik einhergehende persönliche Diffamierung gehört zu den bitteren Erfahrungen meiner TA-Arbeit. Darauf ist man als Wissenschaftler einfach nicht vorbereitet.

Was kann Technikfolgenabschätzung im Endeffekt leisten?

Technikfolgenabschätzung leidet unter überhöhten Erwartungen. Aus meiner Sicht kann Technikfolgenabschätzung keine Strategie vorauseilender Konfliktvermeidung sein, wie manche hoffen. Natürlich möchten wir verhindern, daß gesellschaftliche Konflikte, Beispiel sind Kernenergie oder Gentechnik, eskalieren, aber nicht auf Kosten oder unter Preisgabe wissenschaftlicher Erkenntnis. Es gibt keinen Spielraum für Konzessionen, wenn es um die Wahrheit geht. Es kann auch nicht darum gehen, die Technikentwicklung um jeden Preis der faktischen Meinungsbildungslage anzupassen. Dazu bräuchte man keine Technikfolgenabschätzung, sondern Demoskopie im Stil des Politbarometers. Für eine TA, die tatsächlich einen konstruktiven Beitrag zur Technikgenese leisten kann, ist die strenge Wissenschaftsbindung – trotz aller kognitiven Defizite – unverzichtbar, eine conditio sine qua non.

Meine Hoffnung ist es, daß sachverständige Technikfolgenabschätzung, deren politische Neutralität respektiert wird, entscheidend dazu beitragen wird, den politischen Technikstreit, der uns auf wichtigen Feldern lähmt und unsere Zukunft gefährdet, durch eine „Erwägungskultur" zu ersetzen, in der dem kompetenten Urteil die tragende Rolle zukommt. Das „gute Leben" läßt sich nicht denken ohne den Primat der Urteilskraft.

In der Öffentlichkeit muß die Einsicht vermittelt werden, daß wir uns weltweit wirksamen technologischen Innovationen nicht entziehen können; gleichzeitig aber muß das Vertrauen gestärkt werden, daß wir in unserem Lande in der Lage sind, die Innovationsschübe technisch, sozial und moralisch zu beherrschen.

Vor diesem Hintergrund könnten wir mit Gelassenheit neue Leitbilder, auch die Leitidee der Nachhaltigkeit, aufgreifen und die Herausforderung des nächsten Kondratieff meistern.

Literatur

Böhret C (1998) Politik-Berater. Zur zukunftsrelevanten Erneuerung einer alten Beziehung. Europäische Akademie Newsletter, Nr 10, Juli 1998, S 1-3

Brandt P (Hrsg) (1997) Zukunft der Gentechnik. Birkhäuser, Basel

Bullinger H-J (1994) Technikfolgenabschätzung. Teubner, Stuttgart

Mohr H, Technikfolgenabschätzung in Theorie und Praxis. In: Nova Acta Leopoldina NF 71, Nr 293. Leopoldina, Halle, S 65-70

Mohr H (1997) Die Akademie für Technikfolgenabschätzung in Baden-Württemberg. In: R Graf von Westphalen (Hrsg.) Technikfolgenabschätzung als politische Aufgabe, 3. Auflage. Oldenbourg, München, S 410-424

Nennen H-U, Garbe D (Hrsg.) (1996) Das Expertendilemma – Zur Rolle wissenschaftlicher Gutachten in der öffentlichen Meinungsbildung. Springer-Verlag, Heidelberg

Schell T von, Mohr H (Hrsg) (1995) Biotechnologie – Gentechnik. Eine Chance für neue Industrien. Springer-Verlag, Heidelberg

Wachlin KD, Renn O (1998) Diskurse an der Akademie für Technikfolgenabschätzung in Baden-Württemberg: Verständigung, Reflexion, Gestaltung, Vermittlung. TA-Informationen 2/98, S 2-6

MIX
Papier aus verantwortungsvollen Quellen
Paper from responsible sources
FSC® C105338

If you have any concerns about our products,
you can contact us on
ProductSafety@springernature.com

In case Publisher is established outside the EU,
the EU authorized representative is:
**Springer Nature Customer Service Center GmbH
Europaplatz 3, 69115 Heidelberg, Germany**

Printed by Libri Plureos GmbH
in Hamburg, Germany